AF463545

DES CONSEILS

D'HYGIÈNE ET DE SALUBRITÉ.

RÉVISION DU DÉCRET ORGANIQUE

Du 18 Décembre 1848.

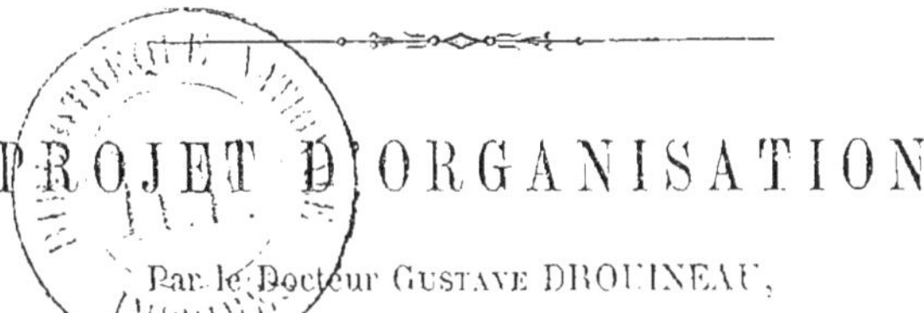

PROJET D'ORGANISATION

Par le Docteur GUSTAVE DROUINEAU,
Ex médecin militaire,
Chirurgien-adjoint des Hospices civils de la Rochelle,
Membre du Conseil départemental d'Hygiène publique et de salubrité de la Charente-Inférieure,
Secrétaire général de la Société de médecine et de chirurgie de La Rochelle, etc.

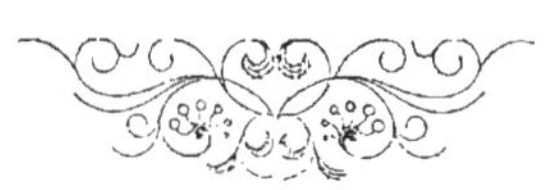

LA ROCHELLE,
TYP. DE Mme Z. DROUINEAU, RUE GROSSE-HORLOGE, 6.

1872.

Tc 49/140

DES CONSEILS

D'HYGIÈNE ET DE SALUBRITÉ.

RÉVISION DU DÉCRET ORGANIQUE

Du 18 Décembre 1848.

« Nul moment, dit la Commission organisatrice du Congrès médical de Lyon, n'est mieux choisi que celui-ci pour se concerter sur les vœux à formuler; nulle occasion ne saurait être plus favorable que le Congrès de Lyon pour présenter à nos législateurs ces vœux comme l'expression la plus récente et la plus autorisée des sentiments et des convictions de la corporation tout entière. »

Ces considérations, très justes et très vraies, ne manqueront pas d'éveiller le zèle de nombreux médecins et de dissiper les tiédeurs de beaucoup d'entr'eux. Les occasions ne sont pas, en effet, nombreuses pour nous d'exprimer librement notre opinion sur des questions où l'intérêt professionnel est directement en jeu. Il importe donc de les saisir et d'en profiter autant que possible.

Parmi les questions indiquées par la Commission organisatrice comme devant être étudiées par le Congrès, se trouve celle des Conseils d'Hygiène, et c'est à bon droit.

L'Hygiène publique a une importance capitale et personne n'a jamais songé, tant elle est incontestable, à la diminuer en aucune façon.

Mais si l'importance de l'Hygiène publique est hautement avouée et proclamée par tous, il ne faut pas se dissimuler que cette question, grave entre toutes, s'est faite chez nous administrative et non scientifique. Nier le fait nous paraît impossible, car il ressort tout entier des décrets et des communications officielles. Est-ce là une chose utile et qui réponde suffisamment aux nécessités de l'Hygiène publique? Ne serait-il pas plus conforme à la logique et au bon sens de modifier cette situation? Comment conviendrait-il d'opérer cette modification? Telles sont les questions que nous nous sommes posées à plusieurs reprises au sujet des Conseils d'Hygiène et que nous croyons utile de soumettre à l'examen du Congrès médical de Lyon.

Il nous sera facile de répondre, croyons-nous, à toutes ces questions en faisant l'histoire rapide des Conseils d'hygiène, et, en consultant les documents officiels, nous trouverons tous les éléments de la question.

I.

Les Conseils d'hygiène, avant 1848, n'avaient qu'une importance secondaire; sans réglementation uniforme, ils existaient dans quelques villes seulement sous le nom de Conseils de salubrité; parmi ces villes on peut citer Lyon, Marseille, Lille, Nantes, Troyes, Rouen, Bordeaux, Versailles, etc., mais ils n'avaient aucune organisation commune et ne se rattachaient en aucune façon à l'administration centrale.

Le Congrès médical de 1845 n'aborda pas ce point particulier de l'exercice médical En somme, on peut considérer que l'Hygiène publique n'était nullement à ce moment une institution sérieuse.

En 1848, l'approche du choléra éveilla l'attention du ministre Tourret sur les questions sanitaires; il demanda au Comité d'Hygiène de la Seine un projet d'organisation des Conseils d'Hygiène pour chaque arrondissement; ce Comité répondit aux désirs du Ministre et fit un projet libéral et conforme à la fois aux intérêts de tous et favorable aussi au développement de la science. Mais le Conseil d'Etat modifia ce projet d'abord adopté par le Ministre, et celui-ci dut se conformer aux exigences qui lui étaient faites. Comme l'urgence paraissait grande, il pensa qu'une organisation imparfaite valait mieux encore qu'aucune organisation, et il accepta le projet modifié par le Conseil d'Etat. Ce fut bien là la pensée du Ministre, et il ne le dissimula pas dans son rapport.

Celui-ci mérite d'être connu, car il renferme tous les éléments de la solution que nous cherchons aujourd'hui.

RAPPORT AU PRÉSIDENT DU CONSEIL DES MINISTRES CHARGÉ DU POUVOIR EXÉCUTIF.

Paris, le 18 décembre 1848.

MONSIEUR LE PRÉSIDENT,

J'ai l'honneur de soumettre à votre approbation un projet d'arrêté pour l'organisation des Conseils d'hygiène et de salubrité dans tous les arrondissements du territoire de la République.

Ce projet, qui a été délibéré en Conseil d'Etat, diffère notablement de celui que j'ai porté au Conseil des Ministres vers la fin du mois dernier, et qui m'avait été présenté par le Comité consultatif d'hygiène publique établi auprès de mon Ministère.

Suivant les propositions du Comité d'hygiène, les Conseils à instituer dans chaque arrondissement auraient été composés de neuf membres au moins et de vingt-cinq au plus, et parmi eux il y aurait nécessairement de quatre à douze médecins, de deux à six pharmaciens et de un à deux vétérinaires, lesquels auraient été *élus* par les médecins, pharmaciens et vétérinaires de l'arrondissement réunis au chef-lieu.

Quant aux autres membres, ils auraient été nommés provisoirement, en attendant l'organisation des Conseils de canton créés par la Constitution et auxquels ce choix aurait été attribué.

On aurait établi, sur des bases analogues, des Commissions d'hygiène publique dans les chefs-lieux de canton où il eût été possible d'en réunir les éléments, et le Conseil d'arrondissement aurait choisi un ou plusieurs correspondants dans les cantons où il n'aurait pas été créé de Commission.

Enfin, il y aurait eu dans chaque département un Conseil supérieur, composé de délégués des Conseils d'arrondissement et des Commissions cantonales.

Les membres de ce Conseil auraient été nommés pour deux ans et renouvelés tous les ans par moitié. Ceux des Conseils d'arrondissement et des Commissions de canton auraient été élus pour quatre ans et renouvelés par moitié tous les deux ans.

Appelés à s'occuper, dans les limites de leur circonscription, de toutes les questions d'hygiène publique, les Conseils d'arrondissement, qui se seraient réunis *de droit* au moins une fois par mois, auraient été *nécessairement* entendus sur l'assainissement des localités et des habitations, les mesures à prendre pour prévenir et combattre les maladies endémiques, épidémiques et transmissibles, les épizooties et les maladies des animaux; la propagation de la vaccine, l'organisation et la distribution des secours médicaux pour les malades indigents, les moyens d'améliorer les conditions sanitaires des populations agricoles et industrielles, la salubrité des ateliers, écoles, hôpitaux, maisons d'aliénés et autres établissements publics; les questions d'hygiène relatives aux enfants trouvés et aux nourrices; la qualité des aliments, boissons, condiments et médicaments livrés au commerce; l'amélioration des établissements d'eaux minérales et les moyens d'en rendre l'usage accessible aux malades pauvres ou peu aisés; les demandes en autorisation pour les établissements dangereux, insalubres ou incommodes, et enfin sur tous les grands travaux d'utilité publique, construction d'édifices, écoles, prisons, casernes, ports, canaux, etc., etc.

Spécialement chargés des questions communes à plusieurs arrondissements ou au département tout entier, les Conseils de département auraient eu, en outre, pour mission de coordonner, chaque année, les travaux des Conseils d'arrondissement et des Commissions cantonales, et de les compléter au besoin, et tous ces travaux, centralisés au Ministère du Commerce, auraient été tous les ans l'objet d'un rapport général du Comité consultatif d'hygiène publique.

Au Conseil d'Etat, cette organisation a été profondément modifiée. Le principe de l'élection, bien qu'appliqué avec beaucoup de réserve, n'a pas prévalu. La nomination des membres des Conseils d'arrondissement a été attribuée aux préfets, qui nommaient également les membres des Commissions cantonales. Un tableau dressé par le Ministère du commerce règlerait le mode de composition de chaque Conseil et le nombre de leurs membres, qui serait de sept au moins et de quinze au plus.

Quant aux Conseils des départements, ils ne seraient plus fournis par la réunion des délégués des Conseils d'arrondissement et des Commissions de canton; mais il y aurait dans chaque chef-lieu de préfecture un Conseil dont la composition serait réglée par arrêté ministériel, et qui ferait tout à la fois les fonctions de Conseil de département et de Conseil d'arrondissement. Enfin on serait tenu de convoquer les Conseils et Commissions d'hygiène et de salubrité au moins tous les trois mois: mais, dans aucun cas, il n'y aurait obligation de prendre leur avis. C'est à l'administration qu'est laissé le soin d'apprécier les circonstances où elle devra recourir à leurs lumières.

Je regrette vivement que, malgré l'insistance de mon Ministère, le Conseil d'Etat n'ait pas cru pouvoir admettre le système d'organisation adopté par le Comité d'hygiène. Je crains qu'en supprimant le principe de l'élection on ait enlevé à l'institution des Conseils de salubrité et d hygiène publique un de ses principaux éléments de force et de vitalité, et je crois aussi que, pour qu'ils puissent produire tous les bons résultats qu'on était en droit d'en attendre, il aurait fallu leur laisser la faculté de se réunir de leur propre mouvement et de prendre l'initiative auprès de l'administration dans toutes les questions qui intéressent la santé publique.

Dans un autre ordre de faits, l'exemple des Chambres de commerce, qui, depuis seize ans sont le produit d'un système électif beaucoup plus large que celui qu'on proposait d'appliquer aux Conseils d'hygiène, qui ont le droit de s'assembler et de prendre spontanément des délibérations sur les questions de leur compétence et qu'on est tenu de consulter sur certaines affaires, prouve par l'expérience tous les avantages qu'on peut retirer d'une institution de ce genre, et je suis convaincu qu'une organisation analogue, appliquée aux Conseils qu'il s'agit de créer aujourd'hui, aurait puissamment contribué à donner une grande impulsion à tous les travaux, à toutes les mesures d'assainissement et de salubrité, et à la propagation des principes de l'hygiène dont la connaissance est encore si peu répandue.

Cependant, en présence du choléra qui, depuis un mois, s'est montré dans deux départements de la République, en présence des justes craintes que son apparition doit inspirer à la prévoyance de l'administration supérieure, j'ai pensé que les Conseils de salubrité et d'hygiène publique, tels que les constitue le Conseil d'Etat, rendraient encore de nombreux et importants services. C'est pourquoi, monsieur le Président, je n'hésite pas à vous proposer de revêtir ce projet de loi de votre approbation. Il existe déjà, dans plusieurs villes, des Conseils de salubrité; mais ces Conseils, qui ont été créés par des arrêtés de préfecture ou même de simples arrêtés municipaux, manquent en quelque sorte de consistance légale. En généralisant l'institution par un règlement d'administration publique, on lui donnera un concours de force et de stabilité qui lui a fait défaut jusqu'à ce jour, et je ne doute pas qu'une fois organisée sur des bases uniformes dans chacun des arrondissements de la République, cette institution ne reçoive, dans un avenir très prochain, tous les développements qu'elle comporte.

Agréez, monsieur le Président, l'assurance de mes respects.

Le Ministre de l'Agriculture et du Commerce,

TOURRET.

Aussitôt la publication de ce décret et de l'arrêté du 15 février 1849, déterminant la composition des Conseils d'hygiène et la proportion de médecins, de pharmaciens, etc., pour chaque Conseil, les préfets composèrent leurs Conseils d'hygiène. Le ministre qui succéda à Tourret, M. Buffet, excita même à ce sujet le zèle des préfets et leur adressa une circulaire renfermant quelques détails et quelques explications utiles.

CIRCULAIRE MINISTÉRIELLE DU 3 AVRIL 1849, ACCOMPAGNANT LES DÉCRET ET ARRÊTÉ RELATIFS A L'ORGANISATION DES CONSEILS D'HYGIÈNE PUBLIQUE ET DE SALUBRITÉ.

Monsieur le préfet, vous trouverez ci-joints : 1° Un exemplaire de l'arrêté rendu, le 18 décembre 1848, par le chef du pouvoir exécutif, et portant création de conseils d'hygiène publique et de salubrité dans tous les arrondissements de la République ;

2° Un exemplaire de l'arrêté que j'ai pris, le 15 février dernier, pour déterminer le nombre des membres et le mode de composition de chaque conseil.

J'ai cru devoir joindre à l'arrêté du 18 décembre le rapport qui en explique l'esprit, afin de vous mettre à même de concourir, par vos actes et vos instructions, à la création d'institutions éminemment utiles.

Veuillez, je vous prie, procéder, dans le plus bref délai possible, à l'organisation de ces conseils, et m'adresser le procès-verbal de leur installation, avec la liste des membres dont ils seront composés.

Aussitôt que les conseils seront en activité, il conviendra de les consulter sur l'opportunité d'instituer les commissions cantonales que l'article 3 de l'arrêté du 18 décembre vous autorise à créer, et dans les cantons où l'on n'établira pas de commissions, il sera bon que les conseils aient un ou plusieurs correspondants pour les tenir au courant de l'état hygiénique du canton.

Vous ne négligerez pas, monsieur le préfet, d'user de la prérogative que vous réserve l'article 5, de présider le conseil établi au chef-lieu de préfecture. Je désire que MM. les sous-préfets profitent de la même disposition pour s'associer aux travaux des conseils de leur arrondissement.

Vous veillerez à ce que, conformément à l'article 6, les conseils se réunissent au moins, une fois tous les trois mois, et je ne doute pas qu'il y ait lieu de les réunir plus fréquemment, si l'on a soin de les consulter, toutes les fois que l'occasion s'en présentera, sur les divers objets énumérés dans l'article 9. En ce qui me concerne, je vous recommande expressément de ne pas négliger de le faire, et j'écris à mes collègues pour leur demander de vous adresser des instructions dans le même sens à l'égard des affaires qui ressortissent à leurs départements.

Vous aurez aussi à prescrire les dispositions nécessaires pour que les conseils d'hygiène puissent accomplir la mission que leur confie l'article 10, de réunir et coordonner les documents relatifs à la mortalité et à ses causes, à la topographie et à la statistique, en ce qui touche la salubrité publique. Dès que les conseils seront installés, il conviendra d'appeler leur attention sur cet article, et provoquer leur avis sur les mesures à prendre pour en faciliter l'exécution. Je désire, d'ailleurs, que chaque conseil place au premier rang de ses devoirs le soin de dresser, le plus promptement possible, un tableau fidèle de la situation hygiénique de sa circonscription, et de rechercher les moyens de combattre et de détruire les différentes causes d'insalubrité dont il aura reconnu l'existence.

Enfin, aux termes de l'article 12, c'est au conseil institué au chef-lieu de préfecture qu'il appartient de centraliser, par votre entremise, les travaux des autres conseils du département, et de les résumer, chaque année, dans un rapport général destiné à être transmis à mon ministère, et vous aurez à assurer l'accomplissement de cette disposition.

Il me reste à vous entretenir d'un point sur lequel l'arrêté du 18 décembre ne pouvait pas statuer. Je veux parler des dépenses auxquelles ces conseils donneront lieu, et des moyens d'y pourvoir. Une loi seule pourrait leur assigner des ressources particulières. Mais, d'après les informations parvenues à mon ministère, en réponse aux questions posées par la circulaire ministérielle du 4 septembre 1848, j'ai lieu de croire que presque partout les conseils généraux consentiront, sans difficulté, à subvenir aux frais, d'ailleurs peu considérables, qu'entraînera le service des Conseils d'hygiène, qui trouveront, soit dans les préfectures ou les sous-préfectures, soit dans les hôtels de ville et les mairies, le local nécessaire à la tenue de leurs séances.

Recevez, Monsieur le préfet, l'assurance de ma considération très distinguée.

Le Ministre de l'Agriculture et du Commerce,

L. BUFFET.

Cependant quelques départements furent lents à constituer leurs Conseils d'hygiène, la nouvelle organisation ne fonctionnait pas très régulièrement et surtout ne savait pas absolument comment elle devait fonctionner ; le ministre jugea à propos d'adresser une nouvelle circulaire destinée aux préfets et aux Conseils d'hygiène, et fit joindre à cette circulaire une instruction rédigée par les soins du Comité consultatif d'hygiène publique et dont M. Tardieu fut le principal rédacteur.

Cette circulaire nous apprend l'état des Conseils d'hygiène deux ans après leur création dans notre pays et les résultats presque négatifs qu'ils donnaient pour la plupart.

CIRCULAIRE MINISTÉRIELLE DU 3 MAI 1851 ACCOMPAGNANT L'ENVOI D'INSTRUCTIONS SUR LES ATTRIBUTIONS ET LES TRAVAUX DES CONSEILS D'HYGIÈNE PUBLIQUE ET DE SALUBRITÉ.

Monsieur le préfet, l'institution des Conseils d'hygiène et de salubrité dans chacun des arrondissements de la République, fondée par le décret du 18 décembre 1848, n'a pas encore, après deux ans révolus, reçu tous les développements qu'elle comporte. Il est cependant dès à présent permis de juger, d'après les résultats qu'elle a produits sur certains points, de son incontestable utilité et des avantages que l'on doit en attendre pour la propagation des principes de l'hygiène et l'amélioration de la santé publique. L'administration ne doit rien négliger pour les obtenir, et c'est pour arriver à ce but qu'il m'a paru opportun de recommander à votre attention toute particulière l'exécution rigoureuse du décret, en vous rappelant ses principales dispositions, et en vous adressant de nouvelles instructions sur l'organisation et les attributions des Conseils d'hygiène.

Il importe avant tout que, là où ils n'existeraient pas encore, la création de ces Conseils ne soit pas différée davantage. Leur composition a été fixée d'une manière très précise par l'arrêté ministériel du 15 février 1849, dont les prescriptions ont été en général et doivent être exactement suivies. Les membres des conseils, dont le choix vous appartient, doivent être pris les uns parmi les médecins, pharmaciens et vétérinaires, les autres en dehors de ces professions spéciales. Je ne puis qu'approuver, en général, les choix qui ont été faits jusqu'ici dans la composition des Conseils dont l'organisation m'est connue. Pour les membres étrangers aux sciences médicales, je ne saurais trop louer le discernement avec lequel ils ont été désignés. La position honorable qu'ils occupent est une garantie assurée des avantages que peut avoir leur introduction dans les Conseils d'hygiène. Il n'est pas sans intérêt de vous faire connaître quelles sont les classes de notables qui en ont fourni le plus grand nombre. Or, il résulte d'un relevé qui m'a été présenté par le comité consultatif d'hygiène publique établi près de mon département, que la plupart des membres qui, dans chaque Conseil, sont choisis en dehors des professions fixées par le premier paragraphe de l'article 2 de l'arrêté du 15 février 1849, appartiennent aux catégories suivantes : maires, propriétaires, manufacturiers, ingénieurs, magistrats, agriculteurs, membres des Conseils généraux, négociants, curés, juges de paix, administrateurs des hospices ou des bureaux de bienfaisance, conseillers municipaux, etc. Pour les autres membres, médecins, pharmaciens ou vétérinaires, une seule observation m'a paru digne de vous être soumise : elle est relative à l'intérêt qu'il peut y avoir pour le bien du service à appeler au sein des Conseils les médecins des épidémies, dont le concours et les observations peuvent être, dans beaucoup de circonstances, si utiles et si nécessaires.

En terminant ce qui touche à la composition des Conseils, je crois bon de vous faire remarquer que le renouvellement biennal prescrit par l'article 2 du décret constitutif n'implique nullement que les membres sortants ne puissent être renommés. Il serait tout à fait regrettable que l'administration se privât des lumières de ceux qui, par leur participation aux travaux des Conseils et par l'expérience qu'ils y ont acquise, sont le plus à même de l'éclairer.

L'utilité des commissions d'hygiène publique, qui, aux termes de l'article 3, auraient pu être instituées dans les chefs-lieux de canton, ne paraît pas avoir été assez généralement sentie ; et cependant, dans toutes les localités où elles ont été organisées, elles ont rendu des services réels. Quelques Conseils ont eu l'heureuse pensée de les associer à leurs études, en leur soumettant une série de questions ou en leur adressant des instructions spéciales relatives à la salubrité des principales localités de leur circonscription, et la plupart ont répondu avec un zèle très louable. Cette institution, qui mérite toute votre sollicitude, a été dans certains départements étendue au-delà des prévisions du décret : des comités ont été créés dans chaque commune. Il pourrait y avoir plus d'avantage à désigner, au lieu de comité, un correspondant unique qui serait chargé de rendre compte de l'exécution des mesures d'assainissement, et de transmettre aux commissions cantonales et aux Conseils d'arrondissement tous les renseignements qui pourraient intéresser la santé publique.

La réunion des Conseils et des commissions d'hygiène, qui est prescrite au moins une fois tous les trois mois, peut être beaucoup plus fréquente. Elle a été dans plusieurs arrondissements fixée d'une manière régulière, et ces convocations périodiques ont eu un excellent résultat. En établissant parmi les membres des relations plus fréquentes, elles entretiennent leur activité et donnent à leurs travaux plus de suite et d'intérêt. Je ne saurais trop vous inviter, monsieur le préfet, à adopter pour les Conseils de votre ressort le système des séances fixes, qui pourraient, sans être trop multipliées, se renouveler tous les quinze jours, ou au moins tous les mois.

Il est bien entendu qu'il ne s'agit ici que des séances ordinaires : car, dans certaines circonstances, les Conseils devront être convoqués d'urgence. En cas d'épidémie, par exemple, votre premier devoir est de les réunir sans délai. Eux seuls peuvent vous seconder efficacement dans le soin de vérifier les faits, de constater les conditions hygiéniques des localités envahies, de conseiller les mesures à prendre, et de rédiger des instructions qui, venant d'un comité constitué, acquerront nécessairement une autorité beaucoup plus grande que celle qui émanerait d'une seule personne. Les secours, mieux dirigés, auront ainsi plus de suite et de plus sûrs résultats. Une expérience récente me porte à attacher à ces observations une extrême importance, et je tiens d'une manière toute particulière à ce qu'à l'occasion vous vous y conformiez rigoureusement.

Il me reste à vous signaler un dernier point qui intéresse au plus haut degré l'existence des Conseils d'hygiène et qui mérite toute votre sollicitude, à savoir de quelles ressources financières vous pouvez disposer pour cette importante institution. Il est des dépenses tout à fait urgentes, que réclament notamment le matériel des séances, l'impression des principaux documents, et surtout les déplacements que peuvent exiger de la part des membres du Conseil leurs attributions les plus impérieuses. Votre administration doit se mettre en mesure de faire face à ces frais, bien minimes en réalité, eu égard à la gravité des intérêts qu'il s'agit de ne pas laisser en souffrance. Déjà je vous ai invité, par ma dépêche en date du 11 août dernier, à vous pourvoir près du Conseil général, et à faire tous vos efforts pour obtenir de lui une allocation suffisante pour frais sanitaires. Les résultats de ces demandes, dans le petit nombre de cas qui me sont connus, ont été très divers. Dans un département, la libéralité du Conseil général a mis à la disposition de l'administration une somme de douze mille francs pour subvenir aux dépenses d'assainissement et de salubrité, et pour être distribués en primes aux communes nécessiteuses qui auront le plus efficacement concouru à l'amélioration de la santé publique. Il est fâcheux que dans d'autres départements, au contraire, le crédit le plus modique nécessaire à l'impression des rapports des Conseils d'hygiène ait été refusé par le motif très peu fondé que cette dépense est bien plutôt nationale que départementale. Du reste, en ce qui touche la publicité des travaux des Conseils, je m'occupe moi-même de la rendre plus facile et plus étendue. Le meilleur moyen d'obtenir du Conseil général les fonds nécessaires serait, sans aucun doute, de pouvoir invoquer les services rendus, et de montrer ce que les Conseils d'hygiène ont pu faire dans l'intérêt de la santé publique. C'est à vous à utiliser leur zèle et à insister ensuite sur votre demande, que justifieraient à eux seuls les frais de déplacements indispensables en cas d'épidémie.

Je désire, monsieur le préfet, que vous vous pénétriez de l'importance que j'attache au développement rapide des institutions d'hygiène publique fondées par le décret du 18 décembre 1848, et que vous ne négligiez rien pour l'assurer. Si vous n'avez pas encore transmis à mon administration les renseignements propres à me faire connaître l'organisation des Conseils d'hygiène de votre département et la manière dont ils fonctionnent, je vous invite à le faire sans retard. Il serait bon aussi de stimuler le zèle de ceux qui n'ont pas encore adressé le rapport général prescrit par l'article 12 du décret constitutif. Ce travail d'ensemble ne doit pas empêcher que vous ne me transmettiez les rapports particuliers que vous aurez pu provoquer sur les questions spéciales qui vous auront paru dignes d'attention. Pour faciliter cette partie de la tâche des Conseils d'hygiène, j'ai chargé le comité d'hygiène publique de rédiger de nouvelles instructions que vous trouverez ci-jointes, et que vous voudrez bien leur remettre dans leur plus prochaine séance, en les pressant de s'y conformer. Je désire aussi que vous me désigniez, toutes les fois que l'occasion s'en présentera, ceux des membres des Conseils qui vous paraîtront les plus dignes d'encouragement ou de récompenses, et je serai toujours heureux d'appeler sur eux la bienveillance du gouvernement.

Je compte, monsieur le préfet, sur votre empressement à me seconder dans mes efforts pour assurer l'exécution pleine et entière du décret qui a doté notre pays d'institutions régulières destinées à généraliser l'étude de toutes les questions relatives à la salubrité, et à fournir à l'administration les moyens d'améliorer la santé publique.

Recevez, Monsieur le préfet, l'assurance de ma considération très distinguée.

Le ministre de l'Agriculture et du commerce,

L. BUFFET.

Dix ans après, une circulaire de M. Rouher, ministre du commerce et des travaux publics fait connaître les résultats donnés par l'institution et appelle encore l'attention des préfets et des Conseils généraux.

Quelques autres circulaires moins importantes ne font que rappeler celles antérieures et expriment les désirs constants de l'administration de voir se développer l'institution.

II.

Tels sont les documents officiels où il nous sera permis de puiser pour rechercher ce qu'il peut y avoir de défectueux dans l'organisation actuelle des Conseils d'Hygiène. Ces documents sont plus que suffisants, pensons-nous, pour nous renseigner à ce sujet; mais avant tout, nous pouvons établir comment ils fonctionnent aujourd'hui dans la plupart des arrondissements.

Quelques départements ont largement pourvu aux dépenses nécessaires à l'Hygiène publique et aux Conseils d'Hygiène, et là, il faut l'avouer, les Conseils se sont à peu près organisés et ont fonctionné régulièrement; leurs rapports ont été publiés, et des travaux importants concernant la topographie, la constitution médicale des arrondissements, la statistique, etc., etc, ont pu se faire jour; mais ces départements sont rares, et il faudrait plus exactement dire que les choses se passent ainsi seulement dans quelques grandes villes de France, riches, populeuses, donnant accès à toutes les industries et au grand commerce.

Dans les départements renfermant des villes d'une bien moindre importance, les choses se sont passées autrement.

Des Conseils généraux n'ont voté qu'une somme modeste de quelques centaines de francs, et presque partout les frais d'impression du rapport annuel du Conseil départemental ont servi de prétexte à ce vote et à cette dépense. Quelques départements, entr'autres la Sarthe, avec ce petit crédit, ont organisé et réglé leur budget, et, malgré ces faibles ressources, ont satisfait aux désirs de l'administration et ont même été au delà ; mais cela fait évidemment plus l'éloge des hommes dévoués qui se consacrent à cette œuvre que celui de l'institution.

D'autres départements enfin, et ce sont les plus nombreux, considérant sans doute l'Hygiène publique comme inutile ou superflue, ne lui consacrent aucun article du budget départemental, et tandis que l'Hygiène publique est là si mal pourvue, il ne serait peut-être pas difficile de voir les fêtes publiques, les courses de chevaux ou de bateaux, les comices, l'amélioration des races ovine ou porcine, au contraire, très-largement dotés.

Cette inégalité dans la façon dont les Conseils généraux envisagent l'Hygiène publique ne devrait pas exister si l'organisation des Conseils d'Hygiène avait pris dans le pays une réelle importance. Tous les Conseils généraux auraient apporté à une institution efficace le même zèle, le même concours, ou, du moins, ils auraient fait ce que les ressources du département leur eussent permis de faire. Mais en dehors des cités populeuses et où l'Hygiène publique s'impose nécessairement, les Conseils n'ont pas pu prendre une importance assez grande pour imposer aux Conseils généraux l'obligation de consacrer aux Conseils d'Hygiène une part suffisante du budget.

Quelques départements l'ont fait cependant, et on les cite : mais que prouvent-ils ? C'est que là, un heureux concours de circonstances a fait que l'administration et les hommes dévoués appelés à faire partie des Conseils d'Hygiène ont été animés des mêmes désirs et qu'ils ont cherché à faire triompher le principe de l'institution. Mais comment l'administration, dépositaire absolue, unique, de l'Hygiène publique, qui peut à son gré disposer des Conseils, qui peut aussi se passer de leurs avis, comment, dis-je, l'administration pourra-t-elle donner à cette institution des garanties de stabilité et de solidité.

Citons un exemple entre beaucoup qui prouvera que les Conseils d'Hygiène ne sont pas responsables, mais bien l'institution elle-même.

Admettons, en effet, que dans un département, un préfet, très-préoccupé de l'importance de l'Hygiène publique, ait été appelé à former les Conseils d'arrondissement, et qu'il ait apporté à leur formation tout le soin désirable ; qu'il y ait appelé, par conséquent, les hommes les plus recommandables et les plus dévoués à la chose publique. Mais la loi organique n'a pas prévu que ce préfet si bien intentionné, qui, peut-être, serait le premier à désirer et à demander pour les Conseils tous les moyens de fonctionner utilement, peut disparaître. Son succeseur, plus préoccupé de choses politiques, mettant de côté ces petites questions de son département, dédaigne, sans en tirer nul profit, cette réunion d'hommes instruits et dévoués dont les lumières seraient cependant fort utiles dans bien des circonstances. Il fait porter ses dépenses sur des objets qui lui paraissent bien plus nécessaires et l'Hygiène publique disparait de ce département. Voilà ce que la loi peut amener.

Une institution basée sur de telles incertitudes et comptant tant d'éléments mobiles ne peut être solide et efficace.

Mais ce n'est pas tout, la dépense nécessaire serait-elle accordée, sur la demande du préfet, par les Conseils généraux? Nous allons voir qu'il y a encore bien d'autres éléments vicieux dans la constitution même des Conseils.

Le préfet nomme directement les membres du Conseil : ils sont renouvelables par moitié tous les deux ans et peuvent être réélus. C'est dire que les préfets disposent, d'une façon absolue, de la composition des Conseils d'Hygiène. Ce système peut n'avoir pas toujours des inconvénients, en ce sens que les choix des préfets peuvent être pleinement justifiés ; c'est là une question qu'il est difficile de juger d'une façon générale. Mais *à priori* on peut établir, et cela sans pousser les hypothèses très-loin, que les préfets peuvent subir dans leurs choix des influences politiques ou autres, et que l'intérêt général doit souffrir quelquefois d'exclusions regrettables et qui privent les Conseils d'Hygiène de capacités et de talents incontestables. En outre, les préfets sont essentiellement mobiles ; les choix qu'il leur serait peut-être possible de faire en parfaite connaissance de cause, quand ils sont depuis longtemps à la tête d'un département, leur sont évidemment impossibles s'ils viennent seulement d'être investis de leurs fonctions.

Si, dans ce dernier cas, ils se renseignent, ils s'informent, ce n'est pas même auprès des Conseils qui n'ont aucun droit de présentation. Signaler seulement toutes ces dispositions, c'est justifier les paroles du ministre Tourret : « Je crains qu'en supprimant le principe de l'élection on ait enlevé à l'institution des Conseils de salubrité et d'Hygiène publique un de ses principaux éléments de force et de vitalité..... ». Et, en effet, l'institution telle qu'elle fonctionne a donné quelques bons résultats là où les choix ont porté sur des hommes qui, faisant acte d'initiative, ont sollicité et de l'administration et des Conseils généraux les moyens d'être utiles ; mais là où les préfets n'ont pas trouvé cette initiative et ce zèle, l'institution est demeurée stérile et sans effet.

Un autre vice des Conseils d'Hygiène consiste dans le défaut absolu d'initiative et leur dépendance vis-à-vis de l'administration. Tourret le disait encore : « Et je crois aussi que pour qu'ils puissent produire tous les bons résultats qu'on était en droit d'en attendre, il aurait fallu leur laisser la faculté de se réunir de leur propre mouvement et de prendre l'initiative auprès de l'administration dans toutes les questions qui intéressent la santé publique ».

C'est en effet comprendre d'une singulière façon l'Hygiène publique que de créer des Conseils à cet effet, de les mettre en la main de l'administration et de les rendre à ce point tributaires de celle-ci que le ministre a dit : « Mais dans aucun cas il n'y aurait obligation de prendre leur avis. C'est à l'administration qu'est laissé le soin d'apprécier les circonstances ou elle devra recourir à leurs lumières ». L'administration devient donc seule juge des questions d'Hygiène et de l'opportunité de consulter les Conseils. Voilà le principe ; — que les ministres excitent plus ou moins activement le zèle des préfets ; qu'ils les invitent à réunir leurs Conseils et à les consulter sur tout ce qui est dans leurs attributions, il n'en demeure pas moins certain que l'administration est juge, que personne n'a le droit de s'élever contre ce jugement et qu'il ne serait nullement permis à un Conseil de protester contre une administration qui se passerait de tout avis. Comment une telle situation peut-elle être favorable au développement de l'Hygiène que rêvait le ministre Tourret et qui, en fait, serait chose si salutaire pour le pays ? Comment l'administration peut-elle apprécier les circonstances où elle a besoin des lumières du Conseil ? Est-il une réponse à de semblables questions. — N'y trouve-t-on pas au contraire la preuve évidente que ce principe est absolument mauvais, que l'institution établie sur une telle base ne pourra jamais s'élever et grandir, malgré les exhortations ministérielles et le zèle et le dévouement de quelques hommes. Ici, grâce à d'heureuses circonstances, il se fera peut-être un pas en avant, mais, là, elles feront défaut, l'institution sera impuissante et l'Hygiène une inutilité.

Est-il possible de contester cela et peut-on trouver dans l'organisation actuelle des éléments suffisants de force et de vie ? Examinons les résultats ! qu'on ouvre les publications assez rares des Conseils d'Hygiène et l'on verra d'abord que l'Hygiène publique ainsi dominée par l'administration est loin d'être une chose scientifique. A part, en effet, les travaux de quelques Conseils largement pourvus, et qui ont pu solliciter de quelques-uns de leurs membres, des mémoires importants sur l'Hygiène publique urbaine, industrielle, agricole, etc., ce sont les établissements insalubres qui alimentent les Conseils.

Demandes d'autorisation, translation, quelquefois suppression d'établissements insalubres ou incommodes, telles sont les véritables occupations, et peut-être même les seules du plus grand nombre des Conseils d'Hygiène.

Et, si à cette occasion, ils prescrivent quelques mesures d'Hygiène, ils ne savent pas toujours si elles sont observées et les résultats qu'elles donnent. L'intérêt scientifique de ces questions en est le plus souvent écarté, et les fonctions des Conseils se bornent pour ainsi dire à l'accomplissement d'une formalité administrative qui a pour but de dégager la responsabilité de l'administration, en l'abritant derrière une réunion d'hommes spéciaux et reconnus compétents.

Telle est la situation vraie des Conseils d'Hygiène et les accusations principales qu'on peut et qu'on doit même formuler contre l'institution.

Faut-il aller plus loin, et montrer combien ces Conseils manquent d'union entr'eux, qu'ils n'ont aucun point commun ; que, par conséquent, dans un même département, on peut voir des arrondissements voisins envisager des questions d'Hygiène publique, ou ce qui est plus fréquent, donner à l'administration sur un établissement insalubre ou un projet d'assainissement général, des avis différents sans que la discussion soit possible entr'eux et sans, par suite, que les opinions diverses puissent se fondre dans une seule et unique décision.

Faut-il encore montrer en quoi les grandes questions d'Hygiène publique ont besoin d'être étudiées avec un soin particulier, qu'il faut y consacrer bien des heures de travail, d'examen, bien des recherches et que quelques rares séances, trois ou quatre par an, sont pour cela insuffisantes. Les circulaires ministérielles invitent à faire plus, je l'avoue, mais que de Conseils d'Hygiène obéissent au décret et non aux circulaires ! Que de Préfets se contentent de ces réunions trimestrielles !

Tout cela ne nous paraît cependant que peu de chose à côté du principe renfermé dans le décret et que consacre le rapport de Tourret : L'Hygiène publique en France est administrative, et non scientifique.

C'est là ce qu'il importe de faire disparaître du décret pour redonner à l'Hygiène un véritable élan et une force réelle.

III

Nous avons examiné rapidement les objections principales qui s'élèvent contre l'institution des Conseils d'Hygiène, telle que l'a faite le décret de 1848. Ces objections, nous les trouvons dans un rapport remarquable du docteur L. Penard, secrétaire du Conseil central de Seine-et-Oise en 1862, et dont nous reproduirons un extrait qui prouvera que notre opinion sur l'institution des Conseils d'Hygiène est partagée par bien d'autres que nous.

Comment est constitué l'édifice de l'Hygiène publique en France (*).

« Pour nous faire mieux comprendre, retraçons en quelques mots le cadre du grand édifice de l'hygiène qublique en France :

Dans les communes, il y a des commissions de salubrité ou des correspondants des Conseils d'hygiène ; dans les cantons, des commissions de salubrité ; dans les arrondissements, des Conseils d'hygiène et de salubrité ; dans l'arrondissement du chef-lieu et au chef-lieu même, Conseil central ou départemental d'hygiène et de salubrité.

(*) Rapport sur l'ensemble des travaux du Conseil central d'Hygiène et de Salubrité de Seine-et-Oise, par le docteur L. Pénard, secrétaire du Conseil. — Versailles 1862. — Page 8.

Les Commissions de salubrité correspondent avec les Conseils d'hygiène des arrondissements ; les Conseils d'hygiène des arrondissements sont tenus de faire parvenir leurs travaux au Conseil central qui, tant sur ses propres travaux à lui, Conseil d'arrondissement du chef-lieu que sur les travaux des Conseils d'arrondissement, a le devoir de dresser chaque année un rapport général. Celui-ci, par voies administratives, doit aboutir au Comité supérieur consultatif d'hygiène qui, sur chaque rapport départemental, fait un rapport définitif au Ministre.

Il n'est pas besoin de réfléchir longtemps pour comprendre, si cette institution fonctionnait régulièrement dans sa merveilleuse simplicité, quelles précieuses archives viendraient tous les ans s'accumuler au Ministère de l'Agriculture et des Travaux publics. L'hygiène publique n'est pas une science stérile, elle assure au contraire les résultats les plus réels et les plus positifs qui se résument, pour le bien de tous, en moralité, en santé, en bien-être. Toutes les parties du territoire ne sont ni configurées ni préparées de la même façon ; elles ont des aptitudes, des facultés variées, comme des besoins différents : l'agriculture n'a-t-elle pas, en les changeant, amélioré nombre de ses procédés ? ne les améliore-t-elle pas ou ne tend-elle pas à les améliorer tous les jours ? L'industrie n'a-t-elle pas pris sa part des grands perfectionnements de l'agriculture ? les deux grandes branches du travail général et de la richesse publique ne tendent-elles pas à se fusionner par quelques-uns de leurs points de contact ? Le drainage, l'hydraulique agricole ont changé l'aspect et pour ainsi dire la nature de certains terrains ; encore un peu et il n'y aura plus de ferme d'une certaine valeur qui, à son exploitation, n'ait annexé une distillerie agricole ; or, quoi de plus précieux pour un département que de savoir exactement, à tous les points de vue de l'agriculture et de l'industrie, ce qui se fait et ce qui progresse dans les départements voisins, de s'enrichir des nouveaux procédés, de profiter même des fautes qui, lors de l'installation des industries nouvelles, sont forcément inévitables.

Et dans cette hypothèse, quoi de plus intéressant que de consulter les Rapports généraux des départements de la Seine, du Nord, de la Gironde, des Bouches-du-Rhône, de la Loire-Inférieure, etc., etc ? L'année où les Rapports généraux s'échangeront régulièrement entre les départements, et pour cela il faudrait d'abord que chaque département fît régulièrement son Rapport général, l'année où le Comité supérieur d'hygiène mettra en relief et en lumière ce qu'il aura trouvé d'utile dans ses Rapports généraux, reversant sur chacun ce qui viendrait de tous, on pourra considérer l'hygiène publique comme définitivement constituée, et on sera parfaitement en droit d'attendre d'elle et d'en exiger tout le bien qu'elle peut produire.

Mais là est la pierre d'achoppement ; quoique la question soit en notable progrès, quoique les Rapports généraux viennent tous les ans en plus grand nombre, ils ne viennent pas tous, et Seine-et-Oise (*), en particulier, n'a pas régulièrement rempli sa tâche : c'est que dans les conditions actuelles, sa tâche est tout simplement impossible à remplir.

Le Conseil central ne saurait faire tous les ans un Rapport général sur les travaux des Conseils d'arrondissement, puisque ces travaux, bien qu'incessamment réclamés par l'autorité supérieure, ne lui sont presque jamais adressés et conséquemment ne parviennent jamais au Conseil départemental. Or, ce qui se passe en Seine-et-Oise, se passe de même dans la plupart des départements, et il en résulte qu'une création qui devrait produire de vigoureux résultats, se consume en conséquences isolées et

(*) La Charente-Inférieure pourrait faire le même aveu.

stériles, s'annullant dans leur isolement même et leur stérilité. De plus, ce défaut d'ensemble produit souvent des résultats déplorables : ainsi dans un même département, consultés sur une même question, le Conseil central et celui d'arrondissement émettent non-seulement quelquefois des avis différents, mais encore, qui pis est, imposent des prescriptions divergentes. Il y a là pour de graves intérêts d'ordre public une situation périlleuse, et il serait bien triste de l'enregistrer seulement et de se borner à la signaler, si en même temps au mal, on ne croyait pas pouvoir assigner le remède.

. . . . "

Cette dernière pensée du rapporteur du Conseil de Seine-et-Oise est aussi la nôtre, et nous n'eussions pas osé révéler toutes les faiblesses d'une institution si importante pour l'intérêt public si en même temps nous n'avions eu la conviction profonde qu'il était facile de remédier à un tel état de choses.

IV

Il nous faut donc maintenant envisager la question sous un autre point de vue et examiner ce qu'il convient de faire pour rendre l'institution des Conseils d'hygiène efficace et salutaire.

Tourret, et avant lui le Comité consultatif d'Hygiène, ont indiqué les bases vraies d'une organisation définitive. Nous ne chercherons pas à faire mieux, probablement nous ne réussirions pas.

Mais après avoir rendu justice à la pensée initiale, créatrice, il nous faut aussi désigner ceux que, dans cette voie de rénovation, nous ne faisons que suivre, et pour ainsi dire imiter.

La Société de médecine et de chirurgie de La Rochelle, après une épidémie sérieuse de fièvre typhoïde, fut amenée à examiner de près les rouages particuliers de l'Hygiène publique. Elle fit, elle aussi, les remarques que le Comité d'Hygiène de Seine-et-Oise avait déjà faites, et, se laissant guider par son premier mouvement, sans exagérer son influence et sans se faire illusion sur sa modeste position, elle n'hésita pas à adresser à l'Assemblée nationale une pétition réclamant à la fois la révision du décret du 18 décembre 1848 et l'application dans une nouvelle législation des principes émis par Tourret.

Cette même pétition fut adressée au Conseil général de la Charente-Inférieure à deux sessions, en octobre 1871 et en août 1872. La première fois, on n'eut pas le temps de l'examiner ; la seconde année, elle reçut une solution, et cette solution fut favorable. Nous reproduisons ici le rapport de la commission chargée d'examiner cette pétition et la décision du Conseil général ; car c'est le premier pas vers cette série de vœux que nous réclamons dès à présent de tous ceux qui peuvent avoir quelque influence dans les affaires publiques. Nous espérons que ces voix, parties de bien des points différents, arriveront enfin jusqu'à l'Assemblée Nationale et la rendront attentive à cette grave question.

A ce moment, sans doute, la modeste Société qui aura jeté le premier cri d'alarme et l'humble défenseur de l'idée libérale et féconde de Tourret disparaîtront ; mais peu importe, si la cause fait des progrès et a, enfin, un succès définitif, chacun sera heureux et bien récompensé de ses peines.

CONSEIL GÉNÉRAL DE LA CHARENTE-INFÉRIEURE.

Session d'Août 1872.

4e Commission (*).

La Société de Médecine et de Chirurgie de La Rochelle a été conduite par ses travaux et par une discussion qui s'est produite dans son sein, à constater que la situation qui est faite à l'Hygiène publique est mauvaise ; elle croit trouver la cause de ce fâcheux état de choses dans le mode de nomination des médecins des épidémies et dans celui des Membres des Conseils d'Hygiène qui sont privés de toute initiative.

La Société de Médecine et de Chirurgie veut, en conséquence, poursuivre près de l'Assemblée Nationale la révision du décret du 18 décembre 1848. Elle demande dans la nouvelle loi l'application des principes larges et féconds que le Ministre de l'Agriculture et du Commerce Tourret a développés dans le rapport par lequel il présentait au Président du Conseil des Ministres chargé du Pouvoir exécutif le projet de loi qui constitue les Conseils d'Hygiène et de salubrité publique. Pour l'aider à atteindre ce but, elle s'adresse au Conseil général et le prie d'appuyer ses démarches d'un vœu favorable.

Il est à remarquer, Messieurs, qu'aujourd'hui comme en 1848, c'est l'approche d'une épidémie menaçante qui porte l'attention des hommes prévoyants sur ces importantes questions.

La 4e Commission propose au Conseil général de donner son appui moral aux efforts que la Société de Médecine et de Chirurgie de La Rochelle fait pour améliorer une institution importante.

ADOPTÉ *(séance du 21 août)*.

(*) M. le Dr Élysée Chevalier, rapporteur.

Les bases de l'organisation nouvelle que nous poursuivons sont bien nettement établies et le rapport de Tourret les contient toutes. On peut les résumer ainsi :

— Election des membres des Conseils d'Hygiène d'arrondissement.

— Nécessité pour l'administration de consulter les Conseils d'Hygiène sur toutes les questions appartenant à leurs attributions.

— Initiative des Conseils.

Ces trois points principaux nous permettront de préciser davantage de quelle façon ces modifications peuvent être introduites dans la législation nouvelle.

V

COMPOSITION DES CONSEILS.

L'unité adoptée par le décret de 1848 nous paraît devoir être conservée.

Chaque arrondissement sera pourvu d'un Conseil d'Hygiène composé suivant les prescriptions de l'arrêté du 15 février 1849, de médecins, de pharmaciens, de vétérinaires et de notables.

Certains fonctionnaires pourront être appelés dans les Conseils, avec voix consultative, suivant les circonstances, et en raison des fonctions qu'ils exercent.

Les notables seront désignés par les Conseils d'arrondissement.

Les médecins, pharmaciens et vétérinaires seront désignés à l'Élection par les médecins, pharmaciens et vétérinaires de l'arrondissement.

Cette élection aura lieu au chef-lieu d'arrondissement.

Les membres des Conseils d'Hygiène d'arrondissement seront nommés et élus pour quatre ans, renouvelables par moitié tous les deux ans et rééligibles.

Chaque Conseil constituera annuellement son bureau.

Le préfet ou sous-préfet n'en est pas de droit président, mais il assiste de *droit* à toutes les séances du Conseil.

Des commissions cantonales seront instituées; une organisation absolue de ces commissions de canton est impossible, tous les cantons n'offrant pas les mêmes ressources et les mêmes dispositions topographiques. Mais les Conseils d'Hygiène d'arrondissement, juges très compétents de ces conditions, pourront, suivant les nécessités et les circonstances, éclairer l'administration sur ce point.

BIBLIOTHÈQUE NATIONALE R.F. IMPRIMÉS

Sur l'avis des Conseils d'Hygiène d'arrondissement, l'administration nommera les commissions cantonales et réglera leur mode de composition.

Les Conseils d'Hygiène nommeront directement des correspondants dans les communes ainsi que dans les cantons dépourvus de commissions cantonales.

En dehors des commissions cantonales et des Conseils d'Hygiène d'arrondissement il sera formé au chef-lieu du département un Conseil central.

Ce Conseil sera constitué par des membres pris dans les Conseils d'Hygiène d'arrondissement.

Chaque Conseil désignera, à cet effet, DEUX de ses membres, choisis exclusivement parmi les médecins, pharmaciens ou vétérinaires.

Dans les départements comprenant trois arrondissements ou moins, ce nombre pourra être augmenté. Comme pour les Conseils d'Hygiène d'arrondissement, des membres notables seront appelés à faire partie du Conseil central : ils seront désignés par les Conseils généraux. Leur nombre pourrait être de TROIS.

Les membres des Commissions cantonales et ceux des Conseils d'Hygiène d'arrondissement pourront être appelés, suivant les besoins, par le Conseil central, selon l'importance de certaines questions ou les nécessités résultant de quelques particularités locales, comme les épidémies par exemple.

FONCTIONNEMENT DES CONSEILS D'HYGIÈNE.

Conservant la nomenclature des attributions des Conseils d'Hygiène d'arrondissement et des Commissions cantonales résumée par l'article 9 du décret organique, nous n'avons nul besoin d'insister sur les sujets qui peuvent être étudiés par les Conseils d'Hygiène. Il est très-évident que sur ce point, il ne saurait y avoir de doute, tout ce qui touche à l'Hygiène publique appartient aux Conseils.

Mais ce qu'il nous faut montrer, c'est de quelle façon fonctionneront les Conseils établis ainsi que nous venons de l'exposer.

Les Conseils d'Hygiène d'arrondissement s'occuperont exclusivement de leur arrondissement et de toutes les questions s'y rattachant ; ils se renseigneront près des Commissions cantonales, près de leurs correspondants ; ils pourront et devront même, suivant les cas, les appeler près d'eux.

Ils devront répondre à toutes les questions qui leur seront soumises par l'administration.

Ainsi le Conseil d'Hygiène d'arrondissement sera l'unité administrative et scientifique de cette organisation.

Tous les ans, à une époque déterminée, ils remettront au Conseil central, les rapports, travaux et documents de leur arrondissement.

Le Conseil central résumera ces rapports en un seul qui sera transmis au ministère des travaux publics et du commerce et au Comité consultatif d'Hygiène.

En dehors de ce rapport, par les soins du Conseil central, seront publiés les travaux et délibérations des Conseils d'Hygiène.

Cette publication *officielle*, sera obligatoire et communiquée à à tous les Conseils d'Hygiène d'arrondissement et aux différentes Assemblées administratives du département.

Les réunions des Conseils d'Hygiène d'arrondissement seront fixes et mensuelles. Elles pourront être plus fréquentes si les nécessités l'exigent et l'administration aura toujours le DROIT de les convoquer dans des circonstances particulières et urgentes.

Les réunions du Conseil central seront fixes et bi-mensuelles.

Elles pourront être aussi plus fréquentes, s'il est besoin, et provoquées de DROIT par l'administration suivant les nécessités.

VI

Les ressources nécessaires au fonctionnement régulier des Conseils d'Hygiène seront fournies par le département.

Voici comment ces dépenses pourront être réparties :

Le Conseil central dressera chaque année le budget de l'Hygiène publique du département, de concert avec l'administration.

Dans ce budget seront comprises les sommes destinées :

1° Aux frais de déplacement des Commissions des différents Conseils d'Hygiène d'arrondissement et du Conseil central ;

2° Aux frais de correspondance, au matériel propre aux séances, à l'entretien des archives, etc. ;

3° A l'impression du rapport annuel du Conseil central ;

4° Aux mesures à prendre contre les épidémies, — les épizooties ;

5° Aux indemnités pour la propagation et la conservation de la vaccine (le traitement du conservateur de la vaccine, si cette fonction est conservée dans le département, sera fixé par l'administration et en dehors du budget du Conseil d'Hygiène) ;

6° Aux distributions de secours et aux encouragements aux communes pauvres se conformant aux prescriptions formulées pour l'assainissement des localités.

Ce budget pourrait sans aucun doute s'étendre, mais on peut le restreindre à ces seuls objets qui tous ressortissent absolument aux Conseils d'Hygiène.

Ce budget général aura quelques indécisions dans le début, et il pourra quelquefois avoir des prévisions exagérées, surtout pour ce qui concerne les épidémies, et les mesures nécessaires pour les combattre. Mais en admettant que les premières prévisions soient exagérées, les réductions seront faciles quand l'expérience aura été plus complète et ce n'est là, à coup sur, qu'un mince inconvénient.

L'impression de la publication officielle des travaux des Conseils d'Hygiène d'arrondissement, publication faite par les soins du Conseil central, à des époques déterminées, serait supportée par l'État et non par le département. Il en serait de même du jeton de présence qu'il serait, sans aucun doute, fort utile de créer et dont nous parlerons plus loin.

Il est facile de comprendre comment les Conseils pourront, ainsi organisés et pourvus, fonctionner utilement.

Chaque Conseil d'Hygiène d'arrondissement rendra compte de ses dépenses au Conseil central qui lui fournira les ressources nécessaires à ses dépenses.

Les délégués nommés par les Conseils d'Hygiène d'arrondissement seront les intermédiaires nécessaires entre les deux espèces de Conseils et dispenseront de toutes les formalités bureaucratiques et administratives. Il n'y aura qu'une caisse, celle du Conseil central, mais tous les Conseils d'Hygiène et même les Commissions cantonales pourront y puiser s'il est besoin.

Les dépenses générales : distributions d'indemnités dans le département, récompenses, impression du Rapport annuel, seront faites par les soins du Conseil central.

Tous les ans, à chaque session d'août des Conseils généraux, le Conseil central fournira en temps utile à l'administration le budget de l'Hygiène publique avec les pièces et documents à l'appui, pour qu'il soit soumis, comme toutes les dépenses départementales, à l'examen scrupuleux du Conseil général. Un rapport succinct sur la situation hygiénique du département sera joint à ces diverses pièces administratives et soumis au Conseil général. Le Conseil central sera chargé de ce rapport.

Il est facile de voir maintenant que, par ce moyen, d'une institution inefficace, on aura fait, sans grands changements, et par des modifications, presque de détail, une institution éminemment utile et capable de rendre les plus grands services.

Relation des Conseils d'Hygiène entre eux et avec l'Administration.

Voyons, en effet, ce que vont produire comme résultats les Conseils d'Hygiène ainsi organisés.

L'administration, dégagée de toute préoccupation vis-à-vis de cette importante question de l'Hygiène publique, rentre dans son rôle strict, l'EXÉCUTION.

Les prescriptions formulées par les différents conseils lui sont *officiellement* transmises et elle les *fait exécuter*.

Quand elle est avertie d'un danger, elle provoque les mesures nécessaires, mais toujours l'exécution lui appartient, et c'est là où son devoir et son importance se montrent dans toute leur vigueur.

Les Conseils d'Hygiène ne sont et ne doivent jamais être un pouvoir; ils ne doivent, en aucune manière, donner des ordres; ils ne peuvent que donner des avis, éclairer ceux qui, au contraire, ont pour mission d'exécuter. Mais cet avis est NÉCESSAIRE; il n'est pas permis de s'en passer; là est la véritable importance de l'Hygiène.

Nous ne sortons donc pas des idées acceptées généralement aujourd'hui et nous ne demandons pas plus qu'il ne convient. Mais nous croyons que l'administration doit être dans la NÉCESSITÉ absolue de s'en rapporter, pour tout ce qui touche à l'Hygiène, aux Conseils d'Hygiène, et qu'elle n'a nullement le droit de se passer de leurs avis.

Cette *nécessité* me semble absolument fondée et indiscutable.

En outre, l'administration doit s'imposer l'obligation de veiller à l'exécution scrupuleuse des mesures prescrites par les Conseils. Ce doit être pour elle un impérieux devoir et elle ne saurait s'y soustraire.

Pour sauvegarder les intérêts de tous et assurer ce qu'on pourrait considérer comme nécessaire dans toute organisation sérieuse, — *le contrôle*, — les Conseils auraient le droit imprescriptible et absolu de l'initiative, c'est-à-dire que leur action, en tant qu'examen seulement, pourrait s'exercer d'une manière constante sans que rien ne la provoque de la part de l'administration.

Cette initiative, ce droit d'examen et de contrôle peuvent s'exercer sur tous les objets intéressant l'Hygiène. Ce point là est capital et, remarquons-le, c'est le seul et unique moyen d'arriver à constituer à l'Hygiène publique des assises scientifiques, solides et impérissables.

S'il s'agit d'établissements insalubres, on saura si telle mesure prescrite est plus avantageuse et moins onéreuse que telle autre;

les communications des différents Conseils entre eux feront savoir les résultats produits dans différents points ; de cette façon, on n'embarassera pas l'industrie ou l'agriculture de prescriptions banales ou superflues ; on les guidera au contraire sûrement dans la voie du progrès.

S'il s'agit d'épidémies, de mesures d'assainissement, il en sera de même, et ici, les économies réalisées seront non plus seulement pour les individus, mais aussi pour les départements et même l'Etat.

L'administration doit donc désirer cette surveillance constante, cet examen scrupuleux, cette initiative qui ne peut que produire de salutaires effets.

Cette initiative peut encore conduire aux libres recherches, aux grandes études sur les statistiques, les mortalités, les effets climatériques, etc., etc., en un mot, sur toutes les questions générales qui ont pour premier objet, la science.

Les relations de l'administration et des Conseils d'Hygiène seront donc de deux sortes :

D'une part, l'administration, sur toutes les questions se rapportant aux attributions des Conseils d'Hygiène énumérées à l'article 9 du décret organique, devra nécessairement réclamer l'avis des Conseils d'Hygiène, — pour tout ce qui sera relatif à l'arrondissement, au Conseil d'Hygiène d'arrondissement ; — pour tout ce qui intéressera plusieurs arrondissements ou le département tout entier, au Conseil central.

De l'autre, les Conseils d'Hygiène devront toujours donner prompte satisfaction aux demandes de l'administration en envoyant à celle-ci leurs *avis* motivés et étudiés.

Mais aussi ils pourront aviser l'administration sur les mesures à prendre en tel ou tel cas pour l'assainissement des localités : ils devront l'éclairer sur l'inexécution des mesures réclamées.

Nous avons déjà indiqué les relations des Conseils d'Hygiène d'arrondissement avec les Commissions cantonales et les délégués communaux. Nous n'avons qu'à ajouter celles des Conseils d'Hygiène d'arrondissement avec le Conseil central. Nous avons vu que celui-ci fait le budget commun, vérifie les dépenses de chaque Conseil, reçoit leurs demandes et cherche à y pourvoir.

Les intermédiaires naturels et simples de chaque Conseil d'Hygiène d'arrondissement avec le Conseil central sont les délégués appelés à faire partie de ce Conseil.

L'administration ne peut s'adresser qu'au Conseil central pour les affaires d'intérêt général et les questions budgétaires.

Dans les cas où les avis des Conseils ou les mesures prescrites par eux susciteraient des réclamations — dans les questions d'établissements insalubres ou incommodes, cela peut arriver, — le Conseil central peut examiner les faits des réclamations, étudier de nouveau les questions et leur donner une solution.

L'administration peut en appeler aussi au Conseil central des avis ou des mesures prescrites par les Conseils d'Hygiène d'arrondissement; mais, dans tous les cas, ceux-ci peuvent, outre leurs délégués, se faire représenter par les commissions primitivement saisies des affaires en litige.

Les Conseils d'Hygiène entre eux n'ont d'autres rapports que ceux fournis par la publication officielle des travaux de chacun d'eux. Ils peuvent ainsi voir ce qui, sur certaines questions, les éloigne ou les rapproche; de cette façon encore il s'établira, non-seulement dans chaque département, mais aussi dans chaque arrondissement, comme une *jurisprudence* scientifique qui fera disparaître toute division.

Il n'est pas nécessaire d'insister sur tous les avantages résultant de ces échanges, ils sont sensibles pour tous.

VII

On comprend aisément comment aussi, avec une pareille organisation, disparaissent d'une manière absolue les médecins des Épidémies.

Sans initiative, sans droits, sans attaches nettement définies, soit avec l'administration, soit avec les Conseils d'Hygiène, tributaires de tous, ils ne peuvent être d'aucune utilité sérieuse.

Il est facile de les remplacer plus efficacement par une commission permanente de trois membres désignés par les Conseils d'Hygiène dans chaque arrondissement. Eux-mêmes règlent leurs rapports spéciaux avec les Commissions cantonales ou les correspondants communaux et rendent compte aux Conseils d'Hygiène.

Cette commission spéciale fait chaque année un rapport sur les épidémies de l'arrondissement.

Quand elles sévissent sur plusieurs points du département, le Conseil central réunit tous les rapports partiels dans son rapport général annuel.

En tous les cas il n'est pas possible de faire du service des épidémies, avec une organisation réelle et forte des Conseils d'Hygiène, un service à part et spécial. Il doit évidemment rentrer dans le domaine général de l'Hygiène publique, cela nous semble évident.

Il n'est plus qu'une petite question à traiter, et je le ferai sommairement.

Ne conviendrait-il pas, en échange des travaux laborieux et considérables que supporteront nécessairement des Conseils organisés comme nous venons de le voir, de créer, non pas une rémunération — ce serait créer des fonctionnaires, et je ne vois pas la nécessité de nouveaux fonctionnaires, — mais une compensation minime comme celle de jetons de présence dont la valeur serait établie par l'État suivant l'importance des départements.

Ces jetons rappellent l'obligation du devoir accepté en même temps qu'ils témoignent de la reconnaissance pour le devoir rempli. C'est un lien plus étroit, qui doit donner les meilleurs résultats.

Du reste, j'emprunte cette idée à l'excellent rapport du docteur L. Pénard. Pour la défendre devant le Conseil central de Seine-et-Oise et l'administration, il ne put trouver de meilleur argument que celui qui lui était fourni par un autre département, la Seine-Inférieure, et où le fait était consacré par l'expérience.

Il me semble donc utile de joindre cette réforme aux autres.

Je crois donc avoir examiné les différentes modifications essentielles à apporter au décret du 18 décembre 1848. Elles ne changent pas l'économie générale de l'ancienne législation, les habitudes déjà consacrées par le temps; mais comme elles portent sur des points capitaux de l'institution, elles sont néanmoins de la plus haute importance.

Avec ces réformes, l'Hygiène publique sera susceptible de véritables progrès; les services qu'elle pourra rendre au pays, dans l'industrie, l'agriculture, le commerce, les arts industriels, etc., seront immenses. Les Conseils d'Hygiène, fortement constitués et ayant en main des moyens suffisants d'études, pourront satisfaire pleinement à tout ce qu'on pourra réclamer d'eux, et on ne verra pas se produire ce fait, fâcheux à mon avis, mais qui annonce bien que l'institution actuelle n'a pas atteint un rang suffisant dans le pays, on ne verra pas dis-je, le gouvernement, sur un projet de loi d'organisation de l'assistance publique, se renseigner auprès des Conseils généraux, des Conseils d'arrondissements, des Sociétés d'agriculture — et mettre de côté les Conseils d'Hygiène.

L'organisation puissante que nous sollicitons, mettrait à l'abri de pareils abandons; car, alors, ils ne seraient nullement justifiés, si tant est même qu'ils le soient maintenant, ce dont il est permis de douter.

Que le Congrès médical de Lyon veuille donc bien examiner de près les questions que nous venons d'étudier ; qu'il reprenne le vœu de la Société de médecine et de chirurgie de la Rochelle que le Conseil général vient d'appuyer ; qu'il le porte à son tour, avec l'autorité qui accompagne une assemblée considérable à tous égards, devant nos législateurs en l'appuyant de toutes ses forces, et j'espère que cette manifestation ne demeurera pas sans effet. C'est là mon vœu ardent et mon unique ambition.

BIBLIOTHÈQUE NATIONALE R.F. IMPRIMÉS

La Rochelle, typ. de Mme Z. DROUINEAU, rue Grosse-Horloge, 6.

www.ingramcontent.com/pod-product-compliance
Ingram Content Group UK Ltd.
Pitfield, Milton Keynes, MK11 3LW, UK
UKHW012309240726
13966UKWH00004B/1744